AF383679

LE TRAITEMENT DES ACCIDENTS

CONSTITUANT

LE COUP DE CHALEUR

peut-il bénéficier de nos connaissances
sur les propriétés thérapeutiques de

L'Extrait de Capsules Surrénales ou Adrénaline?

PAR

Le D' H. SABATIER

MÉDECIN-MAJOR DE 2ᵉ CLASSE AU 55ᵉ RÉGIMENT D'INFANTERIE

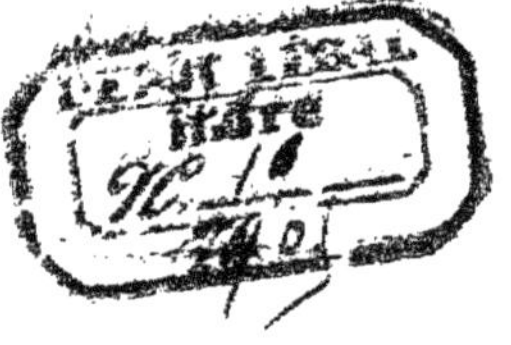

PARIS

A. MALOINE ÉDITEUR

25-27, RUE DE L'ÉCOLE-DE-MÉDECINE, 25-27

1904

LE TRAITEMENT DES ACCIDENTS

CONSTITUANT

LE COUP DE CHALEUR

*peut-il bénéficier de nos connaissances
sur les propriétés thérapeutiques de*

L'Extrait de Capsules Surrénales ou Adrénaline?

PAR

Le Dr H. SABATIER

MÉDECIN-MAJOR DE 2ᵉ CLASSE AU 55ᵉ RÉGIMENT D'INFANTERIE

PARIS

A. MALOINE ÉDITEUR

25-27, RUE DE L'ÉCOLE-DE-MÉDECINE, 25-27

—

1904

Depuis le mémoire d'Héricourt sur les symptômes, le mécanisme et le traitement des accident causés par la chaleur, mémoire paru en 1885, dans les *Archives de Médecine et de Pharmacie Militaires*, la question a été reprise par de nombreux auteurs, tant en France qu'à l'étranger, et, de nos jours, si la définition du coup de chaleur n'a pas encore été donnée, l'accord semble fait sur deux points :

1° Nécessité de faire une classe à part de l'insolation et des accidents imputables à la chaleur seule, comme ceux que Vallin a provoqués chez les animaux attachés en plein soleil, ou comme ceux résultant d'une sorte de coction entre plaques métalliques, comme cela est arrivé chez des cuirassiers exposés immobiles, aux effets de la radiation solaire ;

2° Nécessité de considérer le coup de chaleur proprement dit, tel que l'observent les médecins militaires, comme une résultante pathologique ayant pour essence une intoxication, et pour éléments, le surmenage ou la faillite d'un organe important par miopragie fonctionnelle, phénomènes morbides au service desquels, les circonstances atmosphériques mettent leur action déprimante.

Cette conception moderne du coup de chaleur, que nous devons à des travaux bien différents entre eux, comme point de départ et comme but, et que signèrent des autorités scientifiques telles que Potain, Lacassagne, Bouchard, Kelsch, Laveran, Gaucher, Vincent, Roger, Charrin, cette conception, disons-nous, a été des plus fécondes, en ce qui concerne la prophyllaxie des accidents que nous étudions.

La thérapeutique du coup de chaleur n'a pas profité autant que la prophyllaxie des découvertes ayant marqué notre époque ou du moins n'en a pas encore tiré de grands avantages. Cette thérapeutique demeure, comme jadis, contenue dans des formules banales, et n'emploie pas de moyens bien spéciaux, bien particuliers.

Prenons, en effet, un ouvrage récent, celui du médecin militaire allemand Hiller. (Bibliothèque Von Coler 1902),

Voici les indications générales, auxquelles, suivant l'auteur allemand, le traitement doit s'astreindre :

1° Le rappel des mouvements de la respiration ;

2° L'excitation du cœur et la remise en train de la circulation du sang :

3° L'élimination des produits toxiques de la désassimilation.

Quant aux indications particulières, elles consistent :

1° A provoquer l'abaissement de la température du malade ;

2° A calmer les convulsions et les troubles cérébraux;

3° A pratiquer le cathétérisme de la vessie.

Toutes ces indications sont remplies par des moyens ou des médicaments employés de tous temps et dans une foule d'autres affections et de maladies n'ayant aucune parenté pathogénique avec le coup de chaleur. Parmi ces moyens ou ces médicaments figurent : la pratique de la respiration artificielle, l'emploi de l'hydrothérapie comme excitant de la peau, puis les injections de caféïne, d'éther, de digitale, de strophantus, pour ramener les contractions cardiaques, enfin la saignée et les injections salines, contre la rétention toxique. Quant aux convulsions, elles sont traitées par la morphine ou le chloroforme.

On le voit, un tel traitement peut être appliqué dans le coup de chaleur, aussi bien que dans tout autre cas de mort apparente, par submersion, pendaison, asphyxie par gaz toxique, aussi bien que dans n'importe quel état convulsif.

En somme, le traitement du coup de chaldur n'a pas encore quitté le rang de traitement symptomatique et aucun des moyens mis en œuvre ne relève de la thérapeutique pathogénique. Nous croyons, en nous appuyant sur des découvertes récentes, que l'on peut faire mieux : il faut, pour cela, d'abord, en ce qui concerne la pathogénie des accidents constituant le coup de chaleur, accorder une place prépondérante aux phénomènes nerveux, serrer de plus près la question des principes toxiques, enfin ajouter aux causes déjà connues de la faillite de notre organisme, en face de l'intoxication, l'insuffisance surrénale, la miopragie surrénale.

Ces diverses questions seront traitées dans la deuxième
partie de notre travail, quand nous aurons à parler de la
thérapeutique pathogénique du coup de chaleur.

Pour le moment, demeurant dans le cadre du traitement
symptomatique des accidents qui nous occupent, nous
nous demanderons s'il ne serait pas possible de trouver
mieux que les médicaments déjà employés pour lutter,
comme le veut Hiller, contre l'arrêt de la respiration, la
défaillance cardiaque, le défaut de la diurèse, les désordres
nerveux. Nous croyons que ce remède, synthèse des actions thérapeutiques que l'on cherche à produire, dans le
traitement du coup de chaleur, existe. C'est un remède
tiré de l'organisme même et pourvu d'énergies multiples :
nous voulons parler de l'extrait de capsules surrénales.

Hâtons-nous de dire que dans les développements qui
vont suivre, une seule chose nous est personnelle : l'idée
d'adapter les propriétés de l'adrénaline, découvertes ou
signalées par d'autres, au traitement des accidents connus
sous le nom de coup de chaleur, accidents que nous con-
sidérons (nous l'avons déjà dit), comme se développant à
la faveur de certaines conditions cosmiques, et relevant,
chez des individus porteurs de tares organiques ou physiologiques latentes, ou momentanément en état de moin-
dre résistance, d'insuffisances fonctionnelles, révélées ou
créées de toutes pièces, par un travail musculaire anor-
mal ou exagéré.

En face du traitement que nous proposons et qui s'a-
dresse aussi bien au cœur qu'aux poumons, nous ne sépa-
rons pas les accidents ressortissant aux tares organiques

préexistantes, de ceux paraissant spontanés ou fabriqués de toutes pièces.

On sait toute l'importance que M. le médecin inspecteur Kelsch a attribuée, en Médecine d'Armée, à la connaissance des miopragies pulmonaires ou cardiaques, miopragies productrices d'accidents graves, quelque-fois mortels, que l'on peut souvent confondre avec les accidents du coup de chaleur proprement dit.

Nous espérons que la lecture des travaux que nous allons citer, au sujet des propriétés de l'adrénaline, entraîneront cette conviction, que l'usage de ce médicament ne peut avoir que des avantages, dans le traitement de ces crises d'insuffisance pulmonaire ou cardiaque, dont parle le professeur Kelsch et dont le diagnostic différentiel d'avec le coup de chaleur proprement dit, n'est du reste pas toujours facile à établir.

CHAPITRE PREMIER

§ I. — Action de l'adrénaline sur le cœur et le poumon.

Le professeur Lépine, dans son article sur l'action de l'extrait surrénal (*Sem. Méd.* 1903), nous donne les renseignements suivants :

« L'extrait de capsules surrénales augmente incontestablement et renforce l'énergie du cœur. La preuve de la réalité de cette action, même quand toutes les connexions nerveuses sont respectées, à été donnée par M. Gottlieb, qui a vu, sur un lapin intoxiqué par le chloral, le cœur recouvrer son énergie, sous l'influence d'une petite dose d'extrait et même recommencer à battre, alors qu'il était arrêté depuis cinq minutes, à la condition qu'on ajoutât à l'action de l'extrait celle du massage direct du cœur. De son côté, M. Clopatt a constaté aussi l'influence vivifiante de l'extrait de capsules sur le cœur, cœur intoxiqué par le chloral ou le chloroforme. »

De ces conclusions de Gottlieb et de Clopatt, cités par le professeur Lépine, nous rapprocherons les découvertes du docteur George Crile, professeur de clinique chirurgicale à la Western Réserve University de Cleveland. Cet auteur a eu l'occasion de s'occuper des propriétés de l'adrénaline, au cours de ses recherches sur le schok et le collapsus (1).

Voici, d'après le docteur Francis Münch, de Paris, un résumé des expériences du docteur Crile :

Un chien anesthésié à l'éther est trachéotomisé et maintenu vivant par la respiration artificielle. L'artère carotide gauche est en rapport avec un appareil enregistrant les oscillations de la pression sanguine.

La respiration artificielle est suspendue : l'asphyxie fait son œuvre et on note l'instant de la mort de l'animal, instant inscrit par la chute définitive du tracé de la courbe de la pression sanguine, sur le tambour de l'appareil enregistreur. On attend dix minutes à partir de ce moment. Après ce laps de temps, on pratique le massage du cœur et la respiration artificielle. Si, à ces moyens que le docteur Crile considère comme accessoires, on ajoute l'injection intra-veineuse de la solution physiologique d'eau salée, l'effet est en général nul. Mais, si on remplace le sérum, par une solution d'adrénaline à 1 pour 50.000 et que l'on pratique, comme précédemment, une injection intra-veineuse, le tableau change instantanément et du tout au tout : l'aiguille traduit le relèvement soudain de la tension sanguine, par une brusque ascension et au bout d'une minute, le cœur se remet à battre ; peu à peu les contractions cardiaques se régularisent, les mouvements respiratoires renaissent et l'animal est ressuscité.

(1) Voir *Revue internationale de Méd. et de Chir.* (25 mai 1904 et *Semaine Méd.* 18 mai 1905).

L'auteur estime que son procédé est applicable aux cas de syncope où l'arrêt du cœur est consécutif aux grands traumatismes, à l'empoisonnement, à l'asphyxie, à l'immersion et à l'électrocution, et, en effet, le docteur Crile a réussi à faire vivre, pendant quelque temps, un homme ayant subi un traumatisme à grand fracas (citation de Münch) et à ressusciter des chiens électrocutés par un courant alternatif de 2.500 volts (citation de Lichterman.)

La manière la plus efficace d'opérer consiste en l'injection intra-veineuse de la solution saline physiologique contenant 1 pour 50.000 ou 100.000 d'adrénaline.

Elle est des plus suggestives cette expérience du docteur Crile, par l'enchaînement des phénomènes physiologiques, la mise en activité successive des grandes fonctions organiques, la résurrection par degrés. Nous avons vu, que le premier effet de l'injection intra-veineuse est de relever la tension sanguine, puis de réveiller l'activité cardiaque et enfin les mouvements de la respiration. On pourrait expliquer cette succession de faits en faisant appel à la théorie de Johansson (Voir Marfan. *Fatigue et surmenage.* — in *Traité de Pathologie générale*. Bouchard et Roger.)

Cet auteur admet une association fonctionnelle du centre cardiaque situé dans la moëlle allongée avec les centres moteurs et le centre respiratoire. Le centre cardiaque serait donc sollicité et excité, au début, par les propriétés vaso-motrices de l'extrait de capsules surrénales et son déclanchement amènerait par contre-coup, par synergie fonctionnelle, le rétablissement des mouvements respiratoires.

Nous voyons donc ici l'adrénaline agir sur le cœur et à la fois sur les poumons, au moyen d'actions nerveuses centrales.

En clinique les propriétés cardio-toniques de l'extrait de capsules surrénales ont été utilisées contre l'asystolie aiguë par le docteur A.-S. Myrtle, de Harrogate. Ce praticien a administré, dans deux cas d'asystolie, chez des vieillards, la solution normale d'adrénaline, à la dose de vingt gouttes toutes les six heures. Chez le premier malade âgé de 70 ans, la crise de défaillance cardiaque fut enrayée après l'injection de cinq de ces doses, en l'espace de trente heures ; chez le second, vieillard de 80 ans, l'équilibre cardiaque ne demanda, pour se rétablir, que soixante gouttes de cette solution au 1/1000°.

§ 1 *bis*. — Action de l'Adrénaline sur le poumon.

L'insuffisance respiratoire, par laquelle Demler et Zuber expliquaient les accidents du coup de chaleur, peut provenir d'un fonctionnement insuffisant du cœur, c'est alors l'insuffisance pulmonaire par insuffisance cardiaque, ou bien dépendre de la paralysie pulmonaire elle-même. Dans ce dernier cas les vaisseaux sont frappés de vasodilatation paralytique; ils ne réagissent plus contre l'accès continuel du sang, ils se laissent forcer. (Rappelons qu'Arloing a trouvé chez les animaux surmenés une vaso-dilatation des capillaires, analogue à celle qui survient après l'administration des médicaments vaso-dilatateurs.) Le médecin-major Marix a remarqué en clinique, ce phénomène de congestion pulmonaire, qui ne céderait, dit-il, qu'après un traitement de sept à huit jours.

L'adrénaline peut combattre la congestion pulmonaire d'origine cardiaque et la congestion pulmonaire paralytique. Dans la première espèce de surcharge sanguine l'adrénaline (augmentant incontestablement et renforçant l'énergie du cœur) est aussi nettement indiquée que la digitaline et que les médicaments cardio-toniques en général : elle agit comme eux.

Dans la congestion passive du poumon, l'adrénaline a une action, qui pourrait en quelque sorte la rapprocher de l'Ergot de Seigle. Par ses propriétés vaso-constrictives, elle détermine une manière de massage pulmonaire, une expression des vaisseaux sanguins, par laquelle l'ischémie est réalisée. Elle rend donc les alvéoles, jadis effacées par la surcharge sanguine, perméables à l'air.

Pouvons-nous appuyer notre opinion sur quelques faits cliniques ? Il est superflu de dire que jamais l'adrénaline n'a été employée pour combattre les troubles respiratoires dans le coup de chaleur ! Mais, son emploi a été préconisé dans certains cas d'asthme.

C'est ainsi que deux médecins américains, Mme J.-G.-M. Bullowa et le docteur D.-M. Kaplan ayant remarqué que certaines crises d'asthme résistaient à l'emploi de la médication anti-spasmodique et attribuant, dans ces cas la dypsnée, à la congestion passive des poumons, ont institué une médiation vaso-constrictive dont l'adrénaline

faisait les frais. Leurs essais ont porté sur un grand
nombre de malades du Montefiore Home fur Chronic Inva-
lid de New-York et ont démontré qu'une injection hypodermique de III ou VI gouttes d'adrénaline à 1 0/00, suffi-
sait pour faire disparaître l'accès de suffocation et calmer
le malade. On doit rapprocher de ces faits, le traitement
habituel et préventif de l'asthme par l'injection de capsules surrénales.

Avant de quitter l'analyse des modifications que l'adrénaline peut apporter dans le poumon, rappelons que cette
substance, sous forme d'injection intra-veineuse et à dose
moyenne, amène chez le chien, des modificatione, des
mouvements respiratoires qui deviennent plus superfi-
ciels. La période inspiratrice est raccourcie, l'expiration
très prolongée. Parfois on observe des pauses expiratri-
ces (Lépine, *loco citato*). Doyon a observé, sous l'influence
des mêmes injections, la contraction des muscles bron-
chiques. On pourrait donc utiliser l'adrénaline pour aider
le poumon à se débarrasser des mucosités ou des souil-
lures, obstruant les petites bronches.

Le traitement par l'extrait capsulaire surrénal, de la
pneumonie, cette affection dont le siège est aux poumons
et dont le danger est souvent au cœur, nous servira comme
synthèse des indications cardio-toniques et vaso-constrictives pulmonaires de l'adrénaline.

C'est en effet pour soutenir le cœur et pour combattre
l'engoûment pulmonaire, selon la théorie précédemment
exposée (1) que le docteur Gray de Chicago a fait appel, dans
deux cas de pneumonie, aux propriétés de l'extrait surrénal.

(1) Théorie de Kaplan et de Bullowa.

Les deux malades traités étaient deux vieillards atteints de pneumonie, maladie évoluant chez l'un d'eux au cours du diabète et se compliquant, toujours chez le même, de néphrite aiguë.

Ces deux pneumoniques ont ingéré, toutes les trois heures, une dose de substance surrénale, variant de 0. 10 à 0. 20 centigrammes et ont admirablement guéri.

Voici pour être complet ce que le professeur Lépine pense de cette médication :

« L'observation ultérieure, dit-il, démontrera, si à cet égard, l'adrénaline peut être comparée à la digitaline. Pour le moment j'en doute beaucoup et j'hésiterai long-temps encore avant de priver un pneumonique du béné-fice certain de la digitaline pour l'avantage douteux que pourra lui procurer l'adrénaline ».

Il nous semble bon cependant de faire remarquer que les cas traités par le docteur Gray étaient loin d'être des cas favorables, et que de plus l'adrénaline disparaissant rapidement dans l'organisme, paraît dépourvue des effets cumulatifs de la digitaline.

§ II. — Action de l'adrénaline sur la diurèse.

On pourrait conclure des propriétés cardio-toniques et hypertensives de l'adrénaline à une action diurétique indi-recte, rendant cette substance comparable à la digitale et aux diurétiques mécaniques. Mais l'extrait surrénal sem-ble posséder une action élective sur la circulation, action indépendante des modifications qu'elle apporte dans la circulation générale. C'est ce qui paraît résulter des études de MM. Bordier et Frenkel de Toulouse (1).

Ces messieurs ont démontré qu'une injection intra-veineuse d'extrait de capsules surrénales, provoque d'abord une vaso-contriction rénale, à laquelle succède une vaso-dilatation moins énergique, mais plus durable. A ces deux phases bien distinctes, répondent deux modes dissemblables de débit urinaire. Pendant les deux ou trois minutes correspondant au stade de vaso-contriction l'écoulement de l'urine est ralenti. Il peut même être suspendu. Au contraire, pendant tout le temps que dure la vaso-dilatation, il y a accélération notable du débit.

En définitive la diurèse est accrue. Quant au rapport existant entre le taux de la pression générale et celui de la sécrétion urinaire, les courbes obtenues par MM. Bordier et Frenkel prouvent que la pression générale et la diurèse ont des variations inverses, ce qui démontre, concluent les auteurs de ces recherches, que les phénomènes vasculaires locaux du rein ont une intensité suffisante pour être complètement indépendants des fluctuations de la tension sanguine générale.

Terminons ce qui concerne l'action de l'adrénaline sur les fonctions d'élimination en rappelant que ce médicament a été employé avec succès, en injection intra-vésicale contre la paralysie de la vessie, par le docteur Moresco de Gênes. Cette méthode peut suppléer au cathétérisme ou le remplacer.

(1) Voir : Compte-rendu de la *Soc. de Biologie*, juin 1899.

§ III.— **Action de l'adrénaline sur le système nerveux central.**

Bien que tous les auteurs, qui se sont occupés de l'adrénaline, considèrent comme à peine ébauchée l'étude de l'action de cette substance sur le système nerveux central, nous croyons que l'extrait surrénal, peut être employé pour calmer les désordres nerveux observés dans le coup de chaleur. Nous savons, depuis 1899, que l'extrait surrénal a été mis en œuvre avec succès, contre certains états convulsifs. C'est ainsi, que le docteur W. Stölzner assistant de la Polyclinique pédiatrique de la Faculté de Berlin, a fait usage de l'opothérapie surrénale, dans le rachitisme et a vu disparaître les accidents convulsifs du cranio-tabes, ainsi que les phénomènes d'irritabilité vaso-motrices que l'on remarque dans cette affection.

De plus, les études faites dans ces derniers temps sur la cytologie du liquide céphalo-rachidien, dans la méningite, le coup de chaleur et la rachinococaïnisation de la moelle, ont jeté un jour nouveau, sur la pathogénie de certains symptômes communs aux affections ou à la méthode thérapeutique dont nous venons de parler. Ces récentes acquisitions de la science sont d'un grand poids pour la thèse que nous soutenons.

Nous allons citer entièrement ce qui se rapporte à la cytologie du liquide céphalo-rachidien dans le coup de chaleur et dans la cocaïnisation de la moelle, ainsi que les conclusions des auteurs qui ont étudié cette question, afin de démontrer l'analogie complète qui existe entre les accidents ressortissant au coup de chaleur et ceux dépendant de la rachinococaïnisation et pour prouver combien il est logique de leur appliquer le même traitement.

Voici d'abord en ce qui concerne le coup de chaleur, les découvertes du médecin-major Dopter, professeur agrégé du Val-de-Grâce.

« J'ai eu l'occasion, disait cet auteur devant la Société médicale des Hôpitaux de Paris, le 4 décembre 1903, de pratiquer l'examen du liquide céphalo-rachidien provenant de plusieurs malades atteints de coup de chaleur. Dans les cas bénins ce liquide avait conservé son aspect normal et ne contenait pas d'éléments cellulaires ; *il avait seulement une tension élevée.* Cette hypertension existait également dans les cas graves, mais en outre, le liquide était trouble, albumineux et renfermait des éléments cellulaires en abondance ; au début c'est la polynucléose qui domine, puis bientôt celle-ci est remplacée par de la lymphocytose, qui tantôt persiste plusieurs jours tantôt disparaît rapidement.

« L'exode de ces éléments cellulaires témoigne vraisemblablement de l'existence d'un certain degré d'irritation méningée due à l'influence phlogogène des poisons acccumulés dans l'organisme à la faveur du coup de chaleur.

« Un point intéressant de pratique ressort de ces faits : tous les accidents résultant du coup de chaleur, et particulièrement la céphalée, disparaissent rapidement à la suite de la ponction du canal rachidien. »

Nous sommes donc, grâce à ces études de Dopter, en présence d'un fait nouveau dont il faut souligner la haute signification : l'hypertension du liquide céphalo-rachidien devenant la clef des premiers accidents du coup de chaleur, en donnant la mesure et les faisant disparaître en disparaissant elle-même. Cette hypertension du liquide rachidien, symptôme de méningite aseptique, se rencontre toujours dans le coup de chaleur. Mais l'influence des toxines de la fatique ne s'arrête pas aux méninges : les cellules mêmes de l'encéphale sont attaquées par elle. Lugaro (1) a, en effet, démontré que la fatigue détermine dans les cellules nerveuses des animaux, une diminution progressive du protoplasma cellulaire et de la substance chromatique, laquelle perdant sa disposition caractéristique se dissout dans le protoplasma.

Montrons maintenant que cette même méningite aseptique, ces mêmes désordres cellulaires se rencontrent dans la cocaïnisation de la moelle.

Voici d'abord l'opinion de MM. Aubourg et Ravaud (Société de biologie, juin 1901).

« On sait que la rachinococaïnisation provoque assez souvent de la céphalée, des accidents vertigineux, des vomissements. Pour diminuer l'intensité de ces troubles, nous avons pratiqué après l'injection de cocaïne dans le canal rachidien, une seconde ponction lombaire espérant ainsi débarrasser le malade d'une partie de la cocaïne libre contenue dans son liquide céphalo-rachidien. Nous avons observé que la céphalée diminue ou disparaît à la

(1) Voir Nimier *Blessure du crâne et de l'encéphale.*

suite de cette seconde ponction et que, d'autre part, que plus la céphalée est intense, plus la tension du liquide est forte et plus aussi son aspect est trouble.

« L'examen histologique nous a montré, en outre, dans la sérosité retirée par cette seconde ponction des éléments polynucléaires d'autant plus abondants que le liquide est plus opalescent. Au bout de trois ou quatre jours la sérosité est plus limpide, et l'on constate alors que les polynucléaires sont remplacés par des lymphocytes et des mononucléaires. Enfin, après quinze ou vingt jours, la réaction lymphocytique a disparu, et le liquide est redevenu normal.

« Il semble bien, d'après nos recherches, que la cocaïne soit la cause de cette réaction ; ses effets sur l'enveloppe arachnoïdo-pie-mérienne : sont comparables à ceux *d'une toxine* et la *céphalée* est l'expression clinique des modifications de cette enveloppe. »

La toxine inorganique dont nous venons de voir les effets ne se borne pas à irriter les méninges : de même que les toxines organiques de la fatigue, elle a une action bulbaire.

Laborde admettait que les troubles de la respiration et de la circulation, consécutifs à l'injection de cocaïne dans le canal rachidien, de même que les syncopes parfois mortelles, les vomissements, les convulsions (phénomènes que l'on observe dans le coup de chaleur), traduisaient l'impression de la toxine sur le tulbe.

Rappelons encore que Carini étudiant les désordres causés dans les cellules de la moelle, par des injections de cocaïne, a constaté, de même que Lugaro pour la fatigue, la fragmentation de la chromatine, allant quelquefois jusqu'à la dissolution complète.

Tout ce que nous avons dit nous paraît suffisant pour démontrer l'identité d'action de la cocaïne et des toxines du coup de chaleur sur les méninges ou sur les cellules nerveuses, identité d'action à laquelle répondent des réactions analogues et des symptômes cliniques semblables.

Or, quel traitement a-t-on opposé aux petits et aux grands accidents de la rachinococaïnisation.

Bier, l'inventeur de la méthode, admettant l'action toxique de la cocaïne, sur l'encéphale, avait essayé de lutter contre cette imprégnation, en élevant la pression intra cranienne. Pour cela, il appliquait autonr du cou, une bande élastique assez serrée pour amener une légère cyanose et pas assez pour provoquer des sensations désagréables.

Un des élèves de Bier, Donitz paraît avoir trouvé mieux.

Cet auteur a institué une série d'expériences en vue de se rendre compte s'il ne conviendrait pas d'appliquer l'association de l'adrénaline à la cocaïne, pour l'anesthésie rachidienne. Voici une de ses expériences : après avoir injecté dans le canal rachidien 0.5 cmc. d'une solution d'adrénaline additionnée de la même quantité d'eau, on injecte, au bout de quelques minutes 0,0075 décimilligrammes à 0,05 milligrammes de cocaïne.

Cette méthode a donné d'excellents résultats : aucun des phénomènes fâcheux, douloureux ou simplement inquiétants qui accompagnent habituellement la rachinococaïnisation n'a été observé et le docteur Donitz est porté à croire que l'injection préalable de l'adrénaline rend la cocaïnisation rachidienne inoffensive.

Il est probable que cette injection préventive agit sur les méninges et sur la toxine elle-même : Sur les méninges, l'adrénaline, par son pouvoir vaso-constricteur agit en anémiant ces membranes, en mettant un tempérament à leur irritabilité et par conséquent en diminuant ou en empêchant la sécrétion du liquide céphalo-rachidien. On pourrait rapprocher cette façon de traiter l'épanchement intra-rachidien de la méthode du docteur James Barr de Liverpool, qui emploie l'adrénaline contre l'épanchement pleurétique séreux à répétition et de celle du médecin principal Dziewonski, mettant en œuvre, la même substance, dans la cure de l'hydrocèle vaginale.

L'adrénaline tend donc à devenir, qu'on nous passe l'expression, *le robinet des séreuses*.

Mais son action ne consiste pas seulement à ouater les méninges et la substance cérébrale ou médullaire contre les toxines telle que la cocaïne et contre les toxines de la fatigue.

Morio Zucco, Albanesi, Manfredi, Brown-Séquard ont démontré que les capsules surrénales ont un rôle anti-toxique indéniable et que leur extrait jouit de la propriété de muer certaines substances toxiques en substances indifférentes. C'est ce que Charrin et Langlois ont fait voir pour la nicotine, Abelous pour l'atropine.

L'extrait surrénal agit donc comme l'antidote de ces alcaloïdes, et aussi de la cocaïne, ainsi que semblent le démontrer les expériences de Douitz.

Nous verrons bientôt, que de nos jours, les physiologistes tendent, de plus en plus, à concevoir les glandes surrénales comme les organes de la défatigue, le four crématoire des déchets du travail musculaire ; et leur sécrétion interne comme l'antidote directe des poisons de la fatigue et du surmenage. Ces conclusions vont ressortir de la deuxième partie de notre ouvrage, mais dès maintenant nous pouvons faire entrevoir que l'adrénaline agira aussi bien, sinon mieux, dans le coup de chaleur, contre la toxine de la fatigue que dans les accidents de la rachinococaïnisation contre la toxine cocaïnique.

CHAPITRE II

Entraînement. — Fatigue et capsules surrénales.

Tous ceux qui ont eu à s'occuper du coup de chaleur,
ont signalé comme circonstance adjuvante de sa production
les souffrances physiques éprouvées par les hommes et le
défaut d'entraînement.

C'est ainsi que le médecin-major Marix, dans la relation
qu'il a donnée, des coups de chaleur survenus en 1895, dans
le 9ᵉ bataillon de chasseurs, admet comme circonstances
accessoires de la production des accidents, par lui, observés, ce fait que « l'excès de la température, en produi-
sant une sudation exagérée, avait ramolli l'épiderme plan-
taire, fait gonfler les pieds et raccorni les chaussures des
hommes. Il en résultait que nombre de chasseurs étaient
excoriés. De plus, continue l'auteur, toutes ces épreuves
physiques (insomnies, marches prolongées, ect.), avaient
été demandées à la troupe *au début des manœuvres,*
alors que l'entraînement n'était pas encore assuré. »

Et de fait, le médecin-major Marix cite cet exemple
corroborant sa manière de voir : « Sur 20 chasseurs les
plus gravement atteints, 7 étaient des hommes pourvus

d'emplois au corps. » Ces hommes manquaient donc, de par leur situation spéciale de tout entraînement.

La question de l'importance de l'entraînement spécial et préalable des hommes de troupe, en vue de l'accomplissement des devoirs souvent pénibles du service militaire, a été reprise en 1902 par Hiller, dans l'ouvrage cité plus haut. Voici ce que dit ce médecin d'armée à propos de la prophyllaxie du coup de chaleur,

« La prophyllaxie doit tendre à prévenir le coup de chaleur chez tout homme que sa constitution, ses fonctions spéciales et certaines circonstances y prédisposent particulièrement ». Passant à l'application pratique de cette opinion, Hiller à créé des catégories d'hommes, que le médecin-militaire doit signaler au commandement comme ayant une prédisposition particulière au coup de chaleur.

Voici ces catégories de soldats :

Réservistes.

Territoriaux.

Instituteurs.

Ouvriers de compagnie et de régiment.

Employés. (Plantons, ordonnances, secrétaires.)

Soldats sortant de prison.

Soldats rentrant de permission ou de convalescence.

Hommes n'ayant pas assez mangé.

Ceux n'ayant pas assez dormi.

Les alcooliques.

Les obèses.

En somme, ces catégories peuvent se réduire à deux groupes : celui des hommes que leurs occupations dans la vie civile différencient complètement des soldats assujettis chaque jour aux nécessités du service et des embusqués, que leur situation spéciale, dans le régiment, met hors la loi commune et hors la préparation intensive à la guerre ; et 2°, le groupe de tous ceux que l'on peut considérer, en quelque sorte, comme des malades accidentels (1) ou habituels. (Alcooliques, obèses.)

Qu'est-ce donc que cet entraînement militaire, ce mécanisme puissant, qui au bout de quelques temps, peut triturer une foule d'individualités : bourgeois, paysans, ouvriers et en faire une collectivité marquée du même sceau de vigueur et de résistance aux fatigues du service ? Pour nous, l'entraînement peut être défini : *l'obtention du fonctionnement normal et régulier d'un organisme placé dans des conditions d'activité anormales ou exceptionnelles.* Cet état spécial s'acquiert en soumettant l'organisme à des modificateurs généraux, que l'on dénomme exercices physiques et dont le plus important est la marche. On admet que ces exercices physiques font l'entraînement en créant l'habitude de l'accomplissement du travail musculaire, en rendant les mouvements automatiques, en dilatant le thorax, en augmentant l'énergie cardiaque. Mais cela n'est pas toute la question. Au début, l'application de ces modificateurs sur l'organisme est loin d'être sans inconvénients. Le jeune homme qui arrive au corps, éprouve souvent, au cours des marches d'entraînement, de la courbature, de la rachialgie, des palpitations, de l'essoufflement ; ses urines sont rares, briquetées, hyperacides, sa température devient quelquefois fébrile : ce

(1) Soldats sortant de prison, etc.

sont là des symptômes d'une intoxication plus ou moins intense.

Cette intoxication est due aux toxines accumulées dans les tissus et les humeurs par la fatigue, fatigue que nous ne considèrerons pas comme un état physiologique, mais bien comme un état pathologique ; et aussi par les souffrances physiques. La surchage toxique que présentent les organes des hommes fatigués n'a pas pu être démontrée par des expériences directes, mais sa conception repose sur l'existence de faits cliniques, en pathologie humaine, et expérimentaux, en pathologie animale. C'est ainsi que Liebig, Mosso, Roger, Abelous, Gaucher, Bouchard, Vincent ont fait voir que le sang, le suc musculaire, les urines étaient plus toxiques chez les animaux surmenés que chez ceux que l'on sacrifiait étant en repos. Ces expériences de laboratoire ont été confirmées par les accidents que l'on a observés chez des personnes ayant consommé de la chair d'animaux forcés ou surmenés.

La douleur physique, même, peut communiquer à la viande des propriétés particulières la rendant semblable aux muscles des animaux intoxiqués par la fuite, puisque Lagrange a cité le cas d'un cuisinier qui, en torturant des lapins domestiques, en les faisant mourir à petits coups donnait à leur chair un bouquet sauvage et faisandé.

Mais le surmenage et la douleur ne sont pas les seules causes d'adultération de la viande : des études en cours tendent à prouver que la fatigue, la simple fatigue, celle qui résulte pour le bétail de boucherie, de suivre, par exemple une troupe en manœuvre ou d'accomplir un tra-

jet, même peu important, à une allure soutenue et diffé-
rente par conséquent de la marche lente et nonchalante
des bovidés au pacage, cette simple fatigue, disons-nous,
peut suffire pour développer chez ces animaux des
principes toxiques, dangereux pour l'alimentation.

Tous ces faits et l'analogie qui existe entre les accidents du surmenage chez les hommes et chez les animaux,
conspirent donc pour rendre probable cette même surcharge toxique de nos humeurs, comme résultat de la
fatigue. L'entraînement fait disparaitre tous les symptômes
de l'intoxication, il faut donc que l'entraînement développe
dans l'organisme à lui soumis, la faculté de production de
substances antitoxiques et neutralisantes.

Abelous (1) pense que l'organe de défense de l'économie
animale contre les poisons de la fatigue est constitué par
les capsules surrénales.

Cet auteur après avoir démontré que le sérum des animaux surmenés était plus toxique que celui des animaux
sains, a fait voir que ce sérum plus toxique devenait
d'une hypertoxicité remarquable, quand on pratiquait, chez
les animaux surmenés l'ablation des capsules surrénales.
Enfin, Abelous, en mélangeant de l'extrait de capsules
surrénales saines et du sérum hypertoxique recueilli sur
des animaux décapsulés et surmenés, en a détruit la toxi-
cité. On doit encore à ce même physiologiste cette notion
que les poisons de la fatigue sont des corps réducteurs,
solubles dans l'alcool et rendus inoffensifs par le permanganate de potasse.

(1) Société de Biologie, 1894.

D'autres expérimentateurs ont provoqué chez les animaux, des symptômes analogues à ceux de la fatigue, par l'ablation des capsules surrénales. Enfin, Carnot et Josserand, étudiant l'influence de la porte d'entrée sur l'action de l'extrait surrénal, ont remarqué que le passage de l'adrénaline à travers une artère se rendant à un muscle fatigué, ralentissait considérablement les effets de cette substance.

Il semble donc bien que l'extrait surrénal soit l'antidote des poisons de la fatigue, et que son action est une action oxydante analogue à celle du permanganate de potasse.

Charrin et Langlois ont saisi sur le vif le processus de défense des capsules surrénales contre les intoxications bactériennes.

Voici le compte-rendu des expériences de ces deux physiologistes :

« Il y a quelques années, disaient-ils, dans la Séance de la Société de biologie du 1er février 1896, nous avons établi que l'on pouvait provoquer à l'aide de poisons microbiens, du côté des capsules surrénales, toute une série de lésions, depuis la congestion la plus légère jusqu'aux hémorrhagies les plus caractérisées. Ces données ont été confirmées à plusieurs reprises par différents auteurs. Actuellement, les pièces que nous vous présentons, tout en fournissant de nouvelles preuves de ce fait, montrent en outre que sous l'action de ces produits bactériens les capsules surrénales sont capables de s'hypertrophier notablement.

« Si l'on rapproche ces constatations anatomiques des notions physiologiques que nous avons contribué à démontrer, on arrive à penser qu'il s'agit bien là d'un surcroît de travail imposé par l'introduction de ces composés bacillaires, surcroît de travail entraînant l'*hypertrophie compensatrice* capable d'assurer ce fonctionnement protecteur.

« Pour produire ces hypertrophies, on injecte à des cobayes, des doses minimes, mais répétées, de toxines, puis, on en administre une quantité notable au bout de six à huit semaines. »

Caussade (*Société de biologie*, janvier 1896) avait, dans le même ordre d'idées, fait voir qu'un effet constant de l'injection sous-cutanée d'extrait glycériné de capsules surrénales de veau, chez le cobaye, est l'hypertrophie considérable des capsules surrénales. Cette hypertrophie porte sur tous les éléments de la glande, ne s'accompagne d'aucune altération macroscopique sensible, et, *une fois acquise, devient permanente.*

Voilà donc un deuxième exemple d'hypertrophie de défense, l'extrait capsulaire de veau étant toxique pour le cobaye.

Devant la Société de biologie, le 30 mai 1896, M. Charrin est encore revenu sur le rôle de défense des capsules surrénales en disant :

« J'ai établi, avec M. Langlois, que l'injection de toxines pyocianiques ou diphtériques, sous la peau du cobaye, provoquait l'hypertrophie des capsules surrénales ainsi que leur congestion, *celle-ci pouvant aller jusqu'à l'hémorrhagie.*

« Aujourd'hui, je présente des préparations de M. Petit mettant en évidence la nature du processus de participation de ces organes aux désordres d'origine microbienne, ce travail intéressant tranche une question importante et pour le physiologiste et pour le médecin.

« On sait que M. Petit a montré que, chez les malacoptérygiens apodes, la structure des capsules surrénales est nettement glandulaire : acini, revêtement spécial, etc., rien n'y manque. Or, sur mon conseil, M. Petit a introduit des cultures filtrées de bacille de Löffler chez des poissons de l'ordre des malacoptérygiens apodes. Les résultats ont été décisifs, comme vous pouvez en juger par l'examen des préparations et des dessins que je fais passer sous vos yeux : énergie de la prolifération nucléaire, apparition d'abondants principes secrétés obstruant la lumière des tubes, des alvéoles, etc., *on trouve tous les signes d'une activité réactionnelle excessive.*

« En rapprochant toutes ces données, il me paraît établi clairement qu'il convient de classer désormais les capsules surrénales parmi les organes jouant un rôle considérable dans les intoxications. »

Tout récemment, M. Sicard a cité un cas de surrénalite hémorrhagique au cours d'une pneumobacillémie de Friedlander (Société médicale des hôpitaux, 15 juillet 1904). Le sujet porteur de cette affection était une femme qui fut prise, au cours d'une bronchopneumonie, de diarrhée, vomissements, asthénie générale et hypotension artérielle. Le diagnostic d'hémorrhagie surrénale fut vérifié par l'autopsie, et le bacille de Friedlander fut trouvé dans le sang.

La clinique donne donc la main à l'expérimentation pour démontrer la part des capsules surrénales dans les intoxications par les produits bactériens. Ces organes nous paraissent donc doués d'une double propriété : *neutralisation des toxines de la fatigue, neutralisation des toxines bactériennes.*

Il est donc logique de conclure que quand l'organisme ne sort pas victorieux de sa lutte contre les toxines de la fatigue ou contre les toxines bactériennes, les organes chargés de le défendre contre l'une ou l'autre de ces intoxications se sont montrés au-dessous de leur tâche, ont été insuffisants. Il faut donc admettre une insuffisance capsulaire, une méiopragie surrénale.

Cette notion de l'insuffisance surrénale nous la devons à Sergent et Bernard qui ont nettement séparé de la maladie d'Addison le syndrome d'insuffisance capsulaire pure. (Voir *Encyclopédie scientifique des Aide-Mémoire Leauté*, 1903.)

Ce qui nous importe de retenir de cet ouvrage, c'est que les symptômes aigus de l'insuffisance surrénale consistent en douleurs abdominales intenses, vomissements bilieux abondants, refroidissement des extrémités, hypothermie, petitesse et irrégularité du pouls, céphalée, ensemble faisant songer à un véritable empoisonnement et pouvant avoir la mort comme terminaison rapide.

« De plus, disent Sergent et Bernard, les syndromes aigus peuvent être l'expression d'une insuffisance absolue ou d'une insuffisance relative. Dans le premier cas, ils correspondent à des lésions destructives totales et sont surtout le fait des surrénalites aiguës et particulièrement des hémorrhagies. Dans le second cas, ils corrospondent à des lésions capsulaires incomplètes et sont le fait d'un surcroît de travail imposé à un organe qui ne suffit plus à sa tâche normale : soit que survienne une intoxication surajoutée (maladies infectieuses, intoxications), laquelle trahit l'insuffisance de la fonction antitoxique surtout, soit, principalement que la fonction normale de destruction de poison résultant du travail musculaire cesse d'être suffisante de la part d'un organe amoindri, en présence d'une quantité subitement excessive de ces poisons. »

Toutes ces découvertes, tous ces travaux que nous avons analysés ou cités le plus longuement possible afin de rendre plus visible le fil et l'enchaînement de nos déductions, sont appelés à étendre nos connaissances sur le mécanisme intime de l'entraînement, sur la pathogénie du coup de chaleur comme aussi à éclairer d'un jour nouveau les règles de la prophylaxie et à faire pressentir une nouvelle thérapeutique.

En premier lieu n'est-il pas logique de se demander, s'il ne serait pas permis d'établir un parallèle entre ce qui se passe chez le cobaye, soumis à des injections répétées et minimes de toxines et ce qui se produit chez l'individu entraîné ? De même que ces injections, dont on calcule et la teneur toxique et l'intervalle, provoquent chez l'animal en expérience une hypertrophie capsulaire, fonction d'une suractivité défensive ; de même la fatigue bien dosée et alternant avec des périodes calculées de repos, de ce repos remède de la fatigue : *Quies lassitudinis remedium !* provoquerait peu à peu, par l'action de ses toxines, une semblable hypertrophie de nos capsules surrénales. Et ainsi que nous avons vu le cobaye, préalablement intoxiqué pendant un mois ou un mois et demi, résister à une dose massive de toxines, de même nous verrons, les hommes de troupe, mithridatisés par les fatigues, surrénalisés pour ainsi dire, supporter, au bout de deux ou trois mois des épreuves qu'ils auraient jugées insurmontables au début de leur incorporation. En un mot, l'entraînement serait aux mains de l'Educateur militaire ce que les injections bactériennes se sont montrées aux mains de Charrin, de Langlois et de Petit, il aurait pour éléments modificateurs des capsules surrénales, les poisons nés de la fatigue et mettrait peu à peu ces organes de défense dans un état d'hypertrophie et d'activité adéquat aux dures nécessités du service armé.

En second lieu, on pourrait, sans diminuer en rien la part du cœur, du poumon, du rein ou du foie, attribuer, dans la production du coup de chaleur, un rôle à l'insuffisance, à la miopragie surrénale. Quelle fonction est en effet plus sollicitée, en cours de manœuvre ou en temps de guerre, que la fonction antitoxique de la fatigue, autrement dit, que la fonction capsulaire ?

Cette insuffisance capsulaire peut, du reste, être le fait de lésions sans retentissement, ignorées même de celui qui les porte et alors nous avons à faire à des hommes ayant des capsules altérées, comme d'autres ont des adhérences pleurales silencieuses, des lésions cardiaques compensées, des reins ou un foie légèrement malades : pour tous ceux-là un surcroît de fatigue sera un lourd fardeau, déceleur de la tare latente et producteur d'accidents plus ou moins graves. A rapprocher de ces gens ayant des tares anciennes, sont ceux dont les capsules surrénales deviennent insuffisantes parce qu'elles ont à

lutter à la fois ou à peu de distance contre les bactéries
et la fatigue. Dans d'autres cas cette insuffisance pourra
être fabriquée rapidement par une fatigue à haut poten-
tiel, amenant dans les capsules de la congestion ou des
hémorrhagies destructives du parenchyme glandulaire et
donnant lieu à la production d'une surrénalite aiguë
comme dans le cas de Sicard pour le pneumobacille.
Nous pouvons comprendre maintenant le bien fondé de
l'opinion d'Hiller désignant certains hommes comme tout
prédisposés au coup de chaleur. Les réservistes, les territoriaux, les instituteurs, les embusqués partant pour les
manœuvres, sans avoir subi un entraînement de quelque
durée, ont de ce fait, non pas des capsules amoindries,
mais non assez développées. Qu'il y ait chez eux dès
le départ de la garnison, surproduction de toxines par un
travail musculaire exagéré, uni à la douleur venue de
blessures ou d'excoriations, une surrénalite aiguë peut
survenir, s'accompagnant de symptômes aigus ou surai-
gus d'insuffisance surrénale et pouvant même entraîner la
mort.

Les hommes appartenant à la seconde catégorie (1) peuvent être considérés comme constituant des organismes
chez lesquels l'activité glandulaire surrénale a déjà été
sollicitée et en partie absorbée par d'autres toxines à
détruire que celle de la fatigue. Au moment même où se
produisent de nouveaux poisons, l'énergie antitoxique
bactérienne, déjà mise en jeu, est diminuée et par conséquent, les capsules surrénales ne jouissent plus de l'inté-
grité de leur pouvoir. Nous comparerions volontiers l'état

(1) Soldats sortant de prison, rentrant de convalescence, etc.

des hommes de cette deuxième catégorie dont les capsules surrénales ont à faire face à un double danger à des marins ayant à combattre simultanément à bord un incendie et une voie d'eau : il est évident que la situation d'un tel équipage sera bien plus précaire que s'il ne fallait faire face qu'à un seul fléau. Ce cas est celui d'un convalescent dont les capsules ont déjà fait les frais d'une neutralisation toxique, des hommes ayant mal dormi en voyage ou en prison et ayant dû combattre les poisons que Bouchard nous a appris venir de l'insomnie, des alcooliques surtout dont les glandes participent à la dégénérescence générale (1), des obèses encombrés des déchets de mutations nutritives défectueuses.

Nous voilà donc à même de comprendre bien mieux grâce à la connaissance de cette double fonction glandulaire les règles de la prophyllaxie du coup de chaleur.

Dans le choix des hommes appelés à partir en manœuvre nous serons guidés par cette considération que nous aurons à nous méfier des hommes ayant cessé, pendant quelque temps, pour une raison quelconque de faire partie intégrante du bloc entraîné et à considérer comme défectueux l'acte de grossir au dernier moment à l'aide d'embusqués, les effectifs de marche.

Nous écarterons les alcooliques et les obèses.

En cours de manœuvres, nous ferons l'objet de notre

(1) Oppenheim et Loeper ont pu arriver à réaliser un syndrôme lié exclusivement à la destruction lente des capsules surrénales par sclérose ou caséïfication. Au cours de leurs expériences, ils ont pu, en injectant à des animaux dont les capsules étaient dégénérées, de petites doses de phosphore presque inoffensives pour des animaux sains, déterminer des accidents aigus rapidement mortels.

sollicitude, les éclopés qui peuvent accumuler des toxines à la manière des animaux torturés de Lagrange, les hommes ayant passé la nuit aux avant-postes, les convoyeurs, les courriers rapides, les plantons.

L'alcoolisme devra être pourchassé par tous les moyens possibles et enrayé surtout par le bon exemple ; enfin l'alimentation productrice de si nombreuses et de si graves intoxications sera rigoureusement surveillé.

Pour arriver enfin à introduire dans le traitement du coup de chaleur son modificateur pathogénique qui est l'extrait de capsules surrénales nous concevrons ce coup de chaleur comme l'état d'un organisme intoxiqué et surchauffé résistant avec son poumon, son cœur et surtout ses capsules surrénales. Que pour une cause ou pour une autre ces capsules surrénales se trouvent débordées l'équilibre est rompu. Les méninges et les centres cérébrospinaux sont mis en contact avec un sang chargé de toxines et des symptômes graves se produisent, mettant en danger l'existence de l'homme chez lequel ils évoluent.

A cette insuffisance surrénale nous opposerons donc l'opothérapie surrénale comme on oppose l'opothérapie rénale ou hépatique à l'insuffisance du rein ou du foie.

CONCLUSIONS

Nous conclurons en disant, que nous rapportant aux divers résultats obtenus dans le traitement d'affections ayant avec le coup de chaleur des symptômes communs comme la défaillance cardiaque, la congestion active ou passive du poumon, l'insuffisance de la diurèse, l'hypertension du liquide céphalo-rachidien, nous croyons que l'adrénaline peut être ajoutée avec avantage à la liste des médicaments employés en la circonstance. En effet, nous avons vu l'extrait surrénal réveiller la contraction du cœur dans l'asphyxie, le choc ou le collapsus, l'électrocution, l'intoxication chloratique ou chloroformique ; nous l'avons vu distribuant de l'énergie au cœur asystolique, dégageant le poumon dans l'asthme et la pneumonie, augmentant le débit rénal, nous l'avons montré atténuant les accidents convulsifs du cranio-tabes ; nous avons fait pressentir ce que l'on est en droit d'attendre de ce même extrait pour diminuer ou empêcher l'épanchement intrarachidien, neutraliser les poisons du travail musculaire et suppléer à la faillite des capsules surrénales : tout cela en fait un médicament d'avenir.

Passant à l'application de nos théories, voici commen
nous croyons possible et indiqué l'emploi de l'extrait surrénal :

Au début des accidents, quand le soldat fatigué se
plaint de transpirations profuses, de céphalée, de vertiges
et d'oppression, nous conseillerons l'administration de V,
X ou XV gouttes d'adrénaline à 1 pour 1000 ou une injection hypodermique de III à VI gouttes de la même solution. Ce sont les doses de Bullowa, de Kaplan, de
Myrtle.

Dans le cas de syncope ou d'asphyxie, nous aurons re-
cours d'abord à ces procédés, puis à l'injection intra-veineuse, suivant la méthode de Crile en la combinant avec
le massage du cœur et la respiration artificielle.

Nous réservons la méthode de la rachino-adrénalisa-
tion au traitement hospitalier ou à la préparation de l'é-
vacuation d'un malade en faisant appel à la formule de
Donitz.

Enfin, l'injection de capsules surrénales pourrait être
conseillée dans le but de diminuer les périodes d'entraînement ou de suppléer en quelque sorte à son défaut
comme aussi pour fournir à des dépenses exagérées de
sécrétion glandulaire après des efforts intensifs ou de pénibles épreuves (1).

(1) Avant de quitter le sujet si intéressant des propriétés thérapeutiques, nous nous demanderons si dans la pneumonie, on ne pourrait pas admettre un rôle antitoxique de l'adrénaline ajouté à son
rôle mécanique. Landousy suppose à la digitale une action antido-
tique sur les toxines du pneumocoque ; pourquoi ne pas attribuer
les guérissons obtenues par A. Gray également à une action antido-

Nous voici arrivé au terme de cette étude. Notre but a été moins d'entraîner la conviction que de semer quelques hypothèses. Ces hypothèses, peut-être fécondes et contenant, nous le croyons, un germe de vérité, nous les offrons à ceux de nos maîtres ou de nos camarades que leur situation scientifique et leurs travaux antérieurs mettent à même de faire bien plus et bien mieux que nous.

Notre rapide et timide essai de thérapeutique pathogénique relève surtout de cette pensée.

tique de l'adrénaline, mais plus générale. (Expérience de Langlois et Charrin).

Nous nous demanderons encore si on ne pourrait pas expliquer le phénomène circulatoire qu'on a appelé hypertension physiologique de la marche, par une entrée en jeu, au moyen d'un réflexe, des capsules surrénales et de leur secrétion interne et donner une pareille interprétation de l'hypertension artérielle, dont M. Vaquez a parlé à propos de quelques accidents communs à l'intoxication saturnine, à l'éclampsie et à l'urémie. Ne pourrait-on pas admettre que la lente intoxication de l'organisme, aboutissant par saturation toxique complète à des symptômes aigus, cause une hypertrophie de défense des capsules surrénales et leur suractivité, dont l'hypertension serait un des signes extérieurs.

INDEX BIBLIOGRAPHIQUE

HÉRICOURT. — Des accidents causés par la chaleur. *Archives de Médecine et de Pharmacie militaires*, 1885.

THURN. — Cité par Benoît. *Même publication*, 1897.

KELSCH. — La mort subite dans l'armée. *Même publication*, 1900, et Académie de Médecine, 1895.

MARIX. — Du coup de chaleur. *Archives de Médecine et de Pharmacie militaires*, 1898.

WESTEURA SAMBON. — Cité par Alvernhe. *Même publication*, 1898.

LAVERAN. — *Traité d'hygiène militaire*. Masson, 1896.

SERGENT et BERNARD. — *Encyclopédie des Aide-mémoire*. Leauté.

HILLER. — Le coup de chaleur dans les marches. *Bibliothèque von Boler*, 1902.

ABELOUS. — Société de Biologie. Congrès de Rome, 1894.

MARFAN. — Fatigue et surmenage. In *Traité de Path. gén.* de Bouchard.

ROGER. — Les intoxications. *Même ouvrage*.

LÉPINE. — Sur l'action de l'extrait de capsules surrénales. *Semaine Médicale*, 1903.

DONITZ. — Injection intrarachidienne d'adrénaline comme préliminaire de la cocaïnisation de la moëlle.

DOPTER. — Cytologie du liquide céphalo-rachidien. *Semaine Médicale*, 1903.

F. Carini. — Les modifications de structure des cellules nerveuse de la moëlle à la suite de la cocaïnisation. *Semaine Médicale*, 1901.

Lugaro. — Cité par Nimier. In *Traité des blessures du crâne et de l'encéphale*. (F. Alcan, 1901.)

Reclus. — Anesthésie chirurgicale au moyen des injections intrarachidiennes de cocaïne. *Sematne Médicale*, 1901.

Charrin et Langlois. — *Semaine Médicale*, 1896, pages 52 et 231.

Bordier et Frenkel. — Action de l'extrait capsulaire sur la diurèse et la circulation. Société de 1899.

Stolzner. — Traitement du rachitisme par l'injection de capsules surrénales. *Semaine Médicale*, 1899.

Ravaut et Aubourg. — *Semaine Médicale*, 1901.

Spilleman et Hoche. — Un cas de maladie d'Addison à dénouement rapide. *Archives générales de Médecine*, 1903,

J. Barr. — *Semaine Médicale*, 1904.

Privas. — Thèse de Bordeaux et Gazette des Hôpitaux. In *Revue internationale de Médecine et de Chirurgie*.

G. Crile. — La pression sanguine en chirurgie. *Même Revue*, 1904.

Dziewonski. — Caducée, 20 août 1904.

IMPRIMERIE F. DEVERDUN, BUZANÇAIS (INDRE)

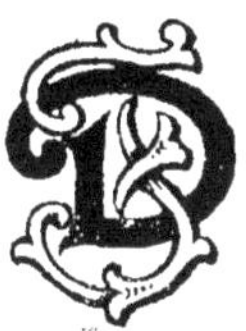

BUZANÇAIS (INDRE) — IMP: F. DEVERDUN